Por: Justo Alejandro López Victorio. 2020

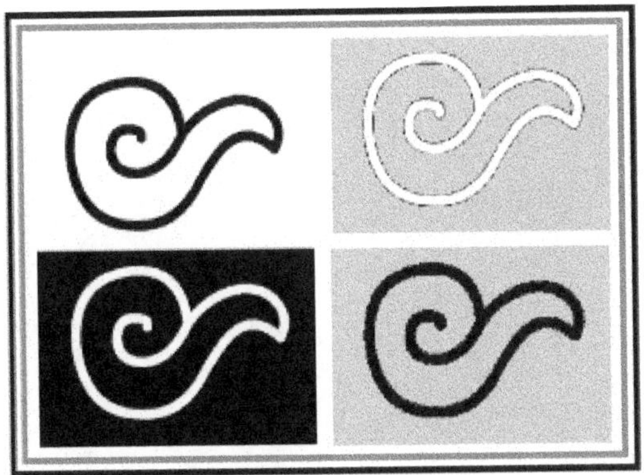

EL PODER DEL AIRE

"Donde entra el aire y el sol, no entra el doctor"
Anónimo

LA NATURALEZA COMO FUENTE DE SALUD

Y LAS TECNOLOGÍAS ENFOCADAS VERDADERAMENTE A
MEJORAR TU CALIDAD DE VIDA.

A mi esposa:

Quiero agradecer a Bety Sayeg, mi amada esposa por ser una luz en mi camino, por ser quien ha caminado a mi lado durante más de 27 años y me ha inspirado a seguir adelante cada día, con nuevas metas y superar nuevos retos.

Mis hijos:

Ana Gaby, Fuad Alejandro y Hanne Faride, que han sido mi inspiración, mi motor y mis ganas de ser mejor cada día. Los amo.

Mi madre:

Gracias por tu paciencia y amor, agradezco la educación que me diste, formación de emprendedor y de incitarme siempre a la investigación.

Familiares y amigos.

Gracias a cada uno de ustedes ya que en conjunto han formado lo que soy; con enseñanzas y experiencias, consejos y vivencias, con su inspiración y ejemplo han enriquecido mi existencia, les agradezco ser parte de mi historia y de mi vida.

CONSIDERACIONES

DE LECTURA

Mi recomendación es que, al leer este libro, tenga a la mano un marca-textos y adhesivos tipo post-it para señalar los puntos que personalmente le sean más importantes, ya que contiene una gran cantidad de información científica y referencias a investigaciones de laboratorios y universidades. Hay un gran número también de nombres de doctores e investigadores y todos ellos tienen trabajos publicados a los que se hace referencia.

Toda la información aquí contenida es completamente verificable.

ÍNDICE

Página

Nota Importante:

La información contenida en este libro, ha sido recopilada de diversas publicaciones derivadas de investigaciones de terceros a efecto de una divulgación general.

En ningún caso sustituye el consejo médico ni debe plantearse como sustitutiva de la opinión y atención médica profesional.

INTRODUCCIÓN.

La búsqueda de la salud nos lleva a cuestionarnos que está pasando a nuestro alrededor con los elementos que inciden directamente en nuestra vida y por lo tanto en el bienestar o malestar de nuestro cuerpo.

El Aire es un elemento innegable como parte de lo VITAL para nuestro cuerpo y el de la mayoría de los seres vivos del planeta, es por eso que la calidad del aire que respiramos es esencial que sea bueno.

La finalidad del presente texto es exponer resultados de investigación de diversas fuentes, científicos y centros de experimentación e investigación del tema del aire y de sus diversos componentes, que lo hace un aire bueno y que lo hace un aire malo, también conoceremos la manera de manipular las condiciones del aire para que podamos hacer un correcto aprovechamiento de todas sus bondades.

Definitivamente no está como tema de discusión que la vida es imposible sin el aire, y definitivamente la vida sana es imposible sin un aire de calidad, muchos de los males y enfermedades que aquejan al hombre y que cada vez son más comunes se le pueden atribuir directamente a la calidad de aire que tenemos en las ciudades, hogares, lugares de trabajo, incluso esparcimiento y descanso.

El aire es una importante fuente de alimento, ya que nuestro cuerpo toma de él algunos elementos indispensables para funciones vitales, procesos celulares, cognitivos, regenerativos, etc.

La evolución de nuestro cuerpo a lo largo de muchos miles de años, nos ha llevado al diseño natural que disfrutamos hoy, un diseño para que nuestro cuerpo aproveche los elementos que se encuentran en el aire y los use, administre o elimine a su conveniencia, pero debemos tener en consideración que las condiciones en las que se encontraba el aire todos estos miles de años, no es la condición en la que se encuentra en la actualidad, por lo tanto debemos tomar cartas en el asunto, llevar de alguna manera a los niveles más puros el aire que respiramos y el que respira nuestra familia, así podremos asegurar que la nutrición que recibe cada miembro de nuestra familia por parte de los elementos del aire sea óptima y no contenga elementos tóxicos que llevarán invariablemente a un estado de enfermedad o malestar.

No podemos negar tampoco, que mudarnos a lo alto de las montañas, en zonas alejadas de la civilización es una gran idea, incluso una muy atractiva idea, aire limpio de gran calidad, paisajes impresionantes, paz y tranquilidad sin el bullicio de la ciudad, sin embargo, esos lugares hoy en día escasean, y no solo eso, sino que será difícil cambiar nuestro hábitos de vida actuales por una vida de ermitaño en completa ausencia de la tecnología y la comunicación.

Si claro, existe otra opción, y es la de recurrir a la misma tecnología, pues de la misma manera en que cientos de empresas han creado el problema de contaminación que se vive hoy, hay también empresas que han centrado sus estudios y avances tecnológicos enfocados a corregir éste daño y regresar a la sociedad ambientes más saludables en diversos entornos, en esta ocasión nos enfocaremos en la industria con desarrollo tecnológico en la rama de la purificación del aire, algunas compañías en este rubro han acertado pero otras tantas han errado de gran manera, a tal grado que algunos purificadores de aire en lugar de contribuir a una buena calidad de aire, tienen como sub-producto elementos tóxicos que podrían traer más problemas que beneficios.

Aquí platicaremos más a fondo de como reconocer un equipo de purificación de alta calidad y como distinguir uno que no lo es, cuales son los elementos que se deben procurar y con ello entender la diferencia entre un filtro de aire y un sistema de purificación de alta calidad.

La ciencia ha dado pasos gigantes en numerosas ramas, existen cientos de investigadores en todo el mundo haciendo analizando situaciones similares bajo distintas condiciones, los avances en detección de toxinas, su génesis, su incidencia en el ser humano y con ello su repercusión en la salud, así mismo, se ha hecho evidente cuales son los elemento s del aire que realmente necesita el ser humano, la cantidad y calidad que son mejores para su aprovechamiento, sus beneficios directos en la salud y como generarlos de manera artificial en caso que las condiciones naturales no sean suficientes o no sean adecuadas.

CAPÍTULO 1

IMPORTANCIA DEL AIRE

EL AIRE

El aire hoy en día es una fuente de recursos altamente contaminada, y nuestro cuerpo reclama buena calidad en el aire que le proporcionamos, así lo afirma y lo explica en sus publicaciones el Arquitecto Interiorista. Especialista en Geobiología y Calidad del Hábitat. UPC., **Carlos M. Requejo** después de años de investigación.

El arquitecto Carlos M. Requejo es ecologísta, membro de *Avant la lettre,* domoterapeuta, miembro de ADENA, pionero del movimiento ecologista en España, fundador de colegios y asambleas, coordinador de posgrados y especializaciones para otros arquitectos, ingenieros y especialistas de la contrucción.

Su interés por la salud natural, lo lleva a fundar en Oviedo, la Sociedad Asturiana de Naturismo, en 1986 con el descubrimiento de la Bioconstrucción y la Geobiología le permiten reunir su actividad profesional como arquitecto-interiorista con la preocupación ecológica y la salud ambiental.

Se ha dedicado desde entonces a asesorar a arquitectos, constructores, empresas y particulares para lograr la Biohabitabilidad de la casa, empresa, ciudad y planeta.

El Arq. Carlos M. ha dedicado los últimos 34 años de su vida a explorar las distintas maneras en que el ambiente interior de la casa y otros espacios habitables, tengan un ambiente adecuado para la salud de las personas, ya que sus múltiples estudios en el área y su especialización ambiental interior lo han llevado a determinar cuán importante es la calidad del aire dentro de los espacios que habitamos.

Algunas de las publicaciones del Arq. Carlos M. se pueden conseguir fácilmente en Internet, como lo son el libro "La casa enferma" y "Estrés de alta tensión" entre otras.

Cuando hablamos del aire, nos referimos a la combinación de partículas principalmente de gases suspendidos en el ambiente y algunas partículas sólidas que en conjunto conocemos simplemente como aire y su calidad depende del tipo de gases que contiene y del tipo de partículas en suspensión que incluye. Estas partículas pueden ser benéficas o dañinas para los seres vivos que respiramos este aire.

Consideramos como partícula benéfica, aquella que nos aporta algo bueno a nuestro organismo, como el oxígeno, vital para la supervivencia entre otros. Por otro lado, consideramos como partículas dañinas, aquellas que nos dañan de alguna manera ya sea por inhalación o contacto externo.

En este momento, nos enfocaremos a las partículas suspendidas en el ambiente con cargas positivas o negativas en forma de iones y los efectos en la salud de las personas.

El aire puro, llamado así por la escasez o ausencia de partículas dañinas, proporciona a nuestro cuerpo además de oxígeno, iones negativos. Un ambiente con iones negativos, como el que rodea a un manantial, facilita el relajamiento físico y mental, es más saludable y mejora la memoria y la concentración.

Los beneficios de los iones negativos, han sido demostrados por múltiples investigaciones científicas alrededor del mundo y por una gran diversidad de instituciones que han dedicado en algunos casos, hasta casi100 años al estudio de los iones negativos y su influencia en los seres vivos.

Una atmósfera cargada con **iones positivos**, como la que nos agobia antes de una tormenta, ambientes encerrados, ciudades industriales o zonas de alta contaminación electrostática, nos hace sentirnos inquietos, con ansiedad, muy desasosegados y potencialmente agresivos, ése es el estrés electromagnético o electro-estrés, causado por la gran carga eléctrica del aire saturado de iones positivos.

Pero después de la tormenta viene la calma, gracias al efecto benéfico de la lluvia, los **iones negativos** (iones buenos), refrescan y descargan eléctricamente la atmósfera permitiendo el aprovechamiento óptimo del oxígeno y con ello un potencial descanso profundo.

Las fuentes naturales más importantes generadoras de iones negativos son:

- La luz solar al chocar con la atmósfera y la superficie del mar.

- Tormentas eléctricas.

- Cascadas.

- Choque de las olas del mar con rocas en la orilla de la playa.

- Yacimientos naturales de algunos materiales metálicos o radioactivos.

Su funcionamiento benéfico se debe a la carga electrónica negativa que tienen, lo que los hace perfectos receptores de partículas cargadas de manera positiva como lo son algunos agentes patógenos, toxinas y partículas contaminantes provenientes de combustión de materiales entre otros,

Estas partículas negativas, se adhieren de manera electrostática con las positivas, como si fueran imanes, neutralizando las cargas y precipitándolas al suelo a manera de polvo, dejando la atmósfera libre de toxinas y contaminantes.

El ambiente interior de nuestras casas y de muchas oficinas, donde pasamos hasta el 80% de nuestro tiempo, está saturado de *iones positivos* (iones malos), esto es producto de la contaminación ambiental, uso del aire acondicionado, computadoras, aparatos electrónicos y electrodomésticos en general.

Esto es con frecuencia causa de problemas respiratorios como rinitis, asma y alergias, especialmente en las personas hipersensibles como los niños y adultos mayores.

La calidad del aire es una de las causas frecuentes del Síndrome del Edificio Enfermo **(SEE)**, sumamente frecuente en los espacios interiores y muy electrificados.

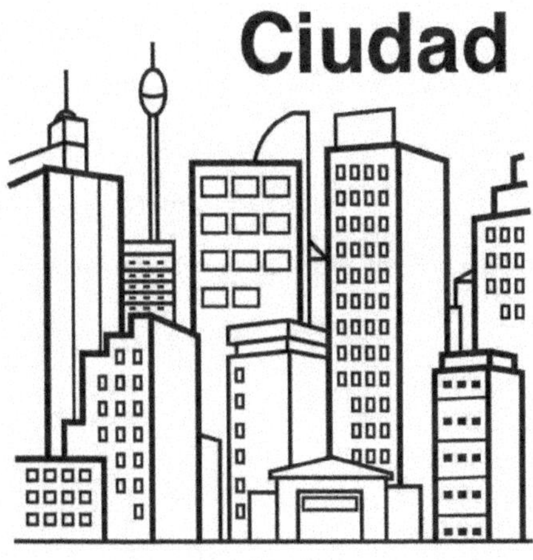

El uso de clima artificial, deficiente circulación de aire con una atmósfera viciada y llena de contaminación electrostática, es causa común de fatiga y cefaleas, que produce en el corto plazo una sensación de agobio, pesadez, irritabilidad y claustrofobia que se percibe con mucha frecuencia en grandes almacenes, gimnasios, hospitales y muchos edificios de oficinas.

El amplio estudio de los beneficios de los iones negativos, ha llevado a una parte de la industria a elaborar aparatos capaces de ionizar el ambiente, sin embargo, la gran mayoría de los ionizadores tienen un gran defecto, no han logrado eliminar la generación de un subproducto altamente nocivo para el ser humano, que es el ozono.

El reto ha sido, en definitiva, poder diseñar un eficiente ionizador ambiental cuya generación de ozono como subproducto sea insignificante o nulo y así no poner en riesgo la salud de las personas.

Los aparatos ionizadores con estas características son capaces de eliminar los problemas alérgicos (asma, fiebre del heno entre otros) y facilitan las funciones respiratorias al garantizar una alta calidad del aire con una atmósfera limpia y fresca, esto se logra con un aire libre de partículas (polvo, polen, agentes patógenos, etc.), como la que encontramos a la orilla del mar o en el lindero del bosque.

Este ambiente ionizado negativamente, ayuda a superar la ansiedad y la neurosis, sin necesidad de utilizar ansiolíticos ni tranquilizantes. Una atmósfera con iones negativos mejora el entorno de trabajo y aumenta el rendimiento laboral.

Los beneficios de los iones negativos, llamados las vitaminas del aire, han sido demostrados por múltiples investigaciones científicas en bio-meteorología, tanto los médicos como los expertos en climatización, saben que un ambiente eléctrico equilibrado es un factor importante de relajación, salud y confort ambiental.

Capítulo 2

Los iones

Los Iones se sienten.

La calidad del aire considerada como aceptable, es aquella que cuenta con por lo menos 1,000 iones negativos por cm^3. Diferentes estudios sobre la ionización arrojan una serie de datos interesantes que nos ayudan a comprender su importancia:

Las principales características de ambientes cargados con contaminación electrostática con menos de 500 iones negativos por cm^3 son:

➢ Dificultad para concentrarse, crecimiento y desarrollo de virus y gérmenes diversos, agresividad potencial, estrés y neurosis, aumento en la tasa de desarrollo y proliferación de células cancerosas, desarrollo de enfermedades mentales degenerativas.

Las principales características de ambientes cargados con más de 1,000 iones negativos por cm³ son:

➢ Relajación física y mental, correcto funcionamiento de sistemas respiratorio e inmune, mejora en memoria y procesos cognitivos, sensación de bienestar, inductor al descanso profundo y reparación

celular, restauración de conexiones
neuronales.

LOS NÚMEROS:

Los espacios comunes en los que pasamos nuestro día a día, por lo regular, carecen de una buena calidad de aire, la que podemos verificar mediante una contabilización de iones negativos en una unidad de volumen, la unidad que comúnmente se utiliza es el centímetro cúbico (cm^3), que para referencia podemos entender como la cantidad de aire que se encuentra en el interior de nuestro puño al tenerlo bien cerrado.

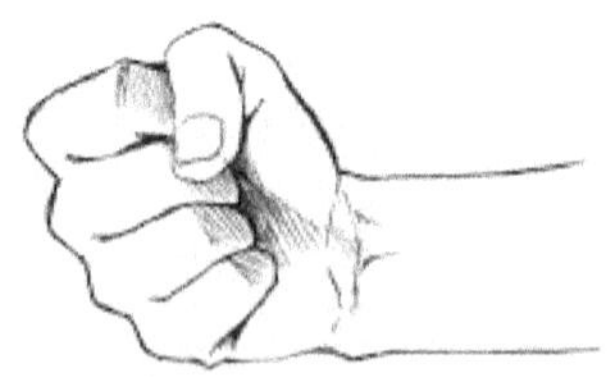

Veamos cuántos iones negativos se pueden contar en estos espacios cotidianos para muchos de nosotros por unidad de medida en cm^3.

Cabe mencionar que estas mediciones han sido realizadas con un espectrómetro de masas y los resultados son consistentes con diversos investigadores alrededor del mundo, cuyas numerosas publicaciones se pueden verificar con relativa facilidad.

CONTEO

- ✖ Edificios de oficinas o establecimientos públicos cerrados herméticamente con aire acondicionado.

  De 0 a 250.

- ✖ Interior de un Avión comercial.

  Entre 200 y 500

- ✖ Ambiente interior más común.

  Entre 250 y 500

- ✖ Ambiente urbano de una ciudad industrial.

  Entre 250 y 750.

En contraste, podemos encontrar ambientes naturales cuya calidad del aire cumple por mucho los niveles establecidos como mínimos.

✓ Ambiente del campo con vegetación escasa.

De 1,000 a 2,000.

✓ Ambiente de la montaña.

De 1,000 a 5,000.

✓ Brisa del océano.

De 2,500 a 10,000.

✓ Interior de una cueva.

De 5,000 a 20,000.

Adicionalmente encontramos algunos lugares con una calidad excepcional como:

- ✓ Cascadas.

Entre 25,000 y 100,000.

Y aunque el número de iones es sorprendente, el uso de alta tecnología e investigación, nos permite también encontrar producción de iones negativos por medio de aparatos, que llegan a lograr resultados extraordinarios.

- ✓ Sistemas de purificación de aire de alta calidad, pueden llegar a **superar los:**

2´000,000 de iones por cm³.

"Donde entra el aire y el sol, no entra el doctor"

CAPÍTULO 3

LA TECNOLOGÍA

¿Qué hay en el mercado?

Ejemplo de un sistema de purificación de aire de alta calidad que además de ser una importante fuente de Iones negativos con filtros exclusivos (HEPA-ULPA), limpia el aire de hongos, bacterias, virus, olores, partículas sólidas suspendidas en el aire, toxinas, químicos, ácaros etc.

Libera oxígeno en forma de iones para su fácil aprovechamiento e increíblemente todo esto lo hace libre de Ozono.

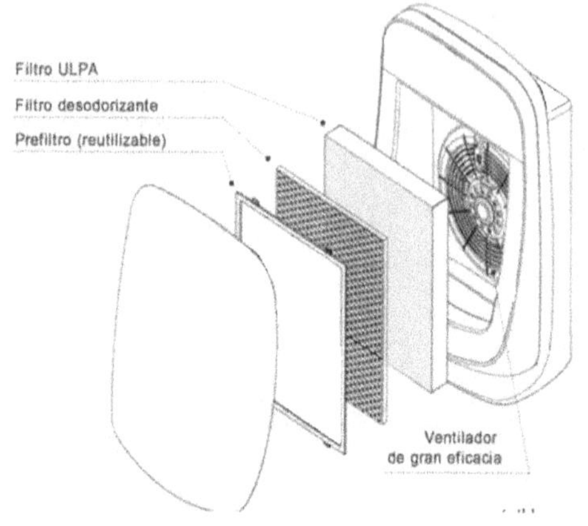

Esquema de un sistema de purificación de aire de alta calidad.

Filtros **HEPA - ULPA**

Los filtros HEPA (High Efficiency Particle Air) y ULPA (Ultra Low Penetration Air) son utilizados en situaciones que requieren altas eficiencias de recolección de materia particulada (MP) submicrométrica tóxica o peligrosa, incluso en condiciones donde el filtro no puede ser limpiado con frecuencia.

Algunas aerolíneas tienen incorporado dentro de su sistema de circulación de aire alguno de estos filtros, mientras que quirófanos y otros lugares para el tratamiento de enfermedades usan combinaciones de 2 o más filtros con fines distintos. Sin embargo, limpiar el aire no es suficiente para convertirlo en aire de buena calidad, lo convierte solamente en aire limpio.

Algunos sistemas de purificación industrial combinan dos o más de estos filtros, pero no incluyen la generación de iones negativos, ni precisan algún remedio frente a la generación de ozono que puede terminar por ser contraproducente, mientras que, para el uso doméstico, algunos filtros solo eliminan cierto tipo de partículas y los ionizadores no logran la difícil tarea de ionizar el aire sin generación de ozono.

Existe en el mercado un sistema de purificación de aire que combina más de dos filtros y que adicionalmente tiene una alta capacidad de ionización con cero emisiones de ozono perteneciente a una compañía japonesa, perfeccionado mediante años de investigación y desarrollo de alto nivel tecnológico.

En este caso, podemos decir que el trabajo está hecho, y se ha conseguido aire de buena calidad, ya que el producto final es precisamente aire libre de partículas nocivas, pero al mismo tiempo con una saturación importante de partículas benéficas para nuestro organismo.

CONCLUSIÓN

LA TAREA

Nadie podrá discutir jamás la importancia del aire para la supervivencia de la mayoría de los seres vivos en el planeta incluyendo al ser humano, es entonces de vital importancia que ese aire proporcione al ser humano todo lo que se supone debería de proporcionar.

Los estudios que se han realizado son bastos y numerosos, sin embargo, los resultados son consistentes, es decir, no importa el perfil del investigador ni el laboratorio que esté dando el respaldo al investigador, las conclusiones son las mismas y no han cambiado tampoco a lo largo de los años.

Lo que necesita el ser humano del aire es precisamente una combinación de gases de nitrógeno hidrógeno y oxígeno en su mayor parte, un mínimo de otros gases y cero contaminantes y toxinas.

La tarea ha sido revertir el daño atmosférico que el mismo hombre ha hecho al planeta. Para reducir los altos niveles de contaminación que superan a la naturaleza en cuanto a su velocidad de purificar el ambiente hace falta diseñar verdaderos planes de acción conjunta.

La corrección de este mal a nivel global será la tarea de las próximas décadas, sin embargo, en nuestro hogar, lugar de trabajo y de descanso podemos hacer que el ambiente esté limpio de contaminantes, toxinas y otras partículas por medios artificiales, como con el uso de sistemas de purificación de aire de alta calidad, sistemas que no sólo se preocupen por limpiar el aire, sino que la saturación de oxígeno y de iones negativos sea la óptima para el ser humano.

BIBLIOGRAFÍA

Bohinski, Robert C. *"Bioquímica"* México: Editorial Addison-Wesley Iberoamericana

Carlos M. Requejo. *"La casa enferma: energías telúricas y salud."* Editorial: Didaco S.A.

Carlos M. Requejo. *"Estrés de alta tensión: Contaminación electromagnética."* Editorial: Didaco S.A.

K.Piatkin, Yu. Krivoshein. *"Microbiología"*. Moscú: Editorial Mir.

Fieser y Fieser. *"Química orgánica"*. México: Editorial Grijalbo.

Pérez Salazar Salvador M. *"Introducción a la Química y el ambiente"* México: Publicaciones Cultural.

"El cuerpo Humano". Colección Científica de Time Life.

"La mente". Colección Científica de Time Life.

INVESTIGACIÓN EN INTERNET.

Salud y terapias naturales:

http://www.enbuenasmanos.com/articulos/muestra.asp?art=6

Ciencia y salud.

http://www.dsalud.com/numero102_2.htm

http://www.aguayaire.com/t-26.htm

Psicología.

http://psicologia.laguia2000.com/general/la-enfermedad-mental

http://www.juntadeandalucia.es/averroes/~29701428/salud/mental2.htm

http://www.meddir.net/enfermedades%20mentales.htm

http://es.wikipedia.org/wiki/Enfermedad_mental

Cáncer, toxinas y dioxinas.

http://www.euskalnet.net/alobizirik/dioxinas.htm

http://www.monografias.com/trabajos61/dioxinas/dioxinas.shtml